Amal Mahfoz

Efeitos antidiabéticos e renoprotectores do Aliskiren

Amal Mahfoz

Efeitos antidiabéticos e renoprotectores do Aliskiren

ScienciaScripts

Cover image: www.ingimage.com

This book is a translation from the original published under ISBN 978-620-2-05643-4.

Publisher:
Sciencia Scripts
is a trademark of
Dodo Books Indian Ocean Ltd. and OmniScriptum S.R.L publishing group

120 High Road, East Finchley, London, N2 9ED, United Kingdom
Str. Armeneasca 28/1, office 1, Chisinau MD-2012, Republic of Moldova, Europe
Printed at: see last page
ISBN: 978-620-7-96428-4

Índice:

Efeitos antidiabéticos e renoprotectores do aliscireno na nefropatia diabética induzida por estreptozotocina em ratos fêmeas

Amal M. Mahfoz* [1], Hekma A. Abd El-Latif [2], Lamiaa A. Ahmed [2], Nahed M. Hassanein [1], Afaf A. Shoka [2].

*1**Departamento** de farmacologia, Organização Nacional para o Controlo e Investigação sobre Drogas (NODCAR), Giza35521, Egito.*

[2] *Departamento de Farmacologia e Toxicologia, Faculdade de Farmácia, Universidade do Cairo, Cairo 11562, Egito*

Endereço postal: Faculdade de Farmácia, Kasr El Aini St., Cairo, Egito.

Código postal: 11562

Número de fax: +202-23628426

Número de telemóvel: 00966562417200

Autor para correspondência: Amal Mohamed Mahfoz

e. mail: mahfozamal@gmail.com

Efeitos antidiabéticos e renoprotectores do aliscireno na nefropatia diabética induzida por estreptozotocina em ratos fêmeas

Resumo

Objectivos: Uma vez que a doença renal crónica devida à nefropatia diabética (ND) está a tornar-se um fardo cada vez maior para a saúde em todo o mundo, são desesperadamente necessárias terapias mais eficazes. No presente estudo, foram avaliados os efeitos antidiabéticos e renoprotectores do aliscireno na ND induzida por estreptozotocina (STZ) em ratos.

Métodos: A DN foi induzida por uma única injeção intraperitoneal de STZ (65 mg/kg). Três semanas após a STZ, os ratos foram divididos em 4 grupos: normal, diabético, diabético tratado com gliclazida (10mg/kg/dia) durante 1 mês e diabético tratado com aliscireno (50 mg/kg/dia) durante 1 mês. No final da experiência, foram registadas a pressão arterial média e a frequência cardíaca. Os ratos foram então submetidos a eutanásia e o soro foi separado para determinação da glicose, insulina, testes de função renal, atividade da superóxido dismutase (SOD), adiponectina e fator de necrose tumoral alfa (TNF-a). Um rim foi utilizado para estimar os teores de malondialdeído (MDA), glutatião reduzido (GSH) e óxido nítrico (NO). O outro rim foi utilizado para estudo histopatológico e medição imunohistoquímica da caspase-3 e do fator de crescimento transformador beta (TGF-0). Além disso, foram isoladas ilhotas de Langerhans de ratos normais através da técnica de digestão com colagenase para estudo *in vitro*.

Resultados: O aliscireno normalizou a hiperglicemia induzida pela STZ, aumentou o nível de insulina tanto *in-vivo como in-vitro*, normalizou os testes de função renal e a pressão arterial e aliviou as alterações histopatológicas renais induzidas pela STZ. Isto pode estar relacionado com a capacidade do aliscireno para preservar as alterações hemodinâmicas e aliviar o stress oxidativo, os marcadores inflamatórios e apoptóticos induzidos pela STZ em ratos. No entanto, o aliscireno foi mais eficaz do que a gliclazida no alívio da ND induzida pela STZ.

Conclusões: Estes resultados apoiam o efeito benéfico do tratamento com aliscireno na ND, que pode ser atribuído aos seus efeitos antidiabéticos, renoprotectores, antioxidantes, anti-inflamatórios e anti-apoptóticos. Além disso, são necessários estudos clínicos para estabelecer a eficácia do tratamento com aliscireno em doentes que sofrem de hipertensão e diabetes.

Palavras-chave: Sistema renina-angiotensina, nefropatia diabética, stress oxidativo, gliclazida, aliscireno.

Efeitos antidiabéticos e renoprotectores do aliscireno na nefropatia diabética induzida por estreptozotocina em ratos fêmeas

Capítulo 1

1. Introdução

A nefropatia diabética (ND) é uma das complicações mais graves da diabetes e a causa mais comum de insuficiência renal terminal em todo o mundo. Desde a década de 1950, a doença renal tem sido reconhecida como uma complicação comum da diabetes mellitus (DM). 50% dos doentes com DM com mais de 20 anos de duração apresentavam esta complicação. Cerca de 3% dos pacientes diagnosticados com DM tipo 2 têm DN evidente [1].

A ND foi definida clinicamente por microalbuminúria, ou seja, excreção urinária de albumina superior a 300 mg em uma coleta de 24 horas ou macroalbuminúria e função renal anormal [2]. Coca et al., 2012 citam que o controle glicêmico intensivo é importante para o prognóstico da nefropatia. O tratamento intensivo da hiperglicemia preveniria a ND, incluindo o desenvolvimento de microalbuminúria e poderia retardar a progressão da doença renal crónica [3]. A causa da ND é multifocal e pode incluir alterações do metabolismo da glicose, isquemia e formação de radicais livres induzida por superóxido e aumento do stress oxidativo [4].

As intervenções que inibem a atividade do SRAA, como os IECA ou os bloqueadores dos receptores AgII (BRA), tornaram-se uma terapia padrão e essencial no tratamento da ND [5]. No entanto, a maioria dos estudos realizados até à data mostra a progressão da doença renal em muitos doentes, apesar do tratamento com IECA ou BRA [68]. Uma explicação potencial para esta limitação no sucesso é o aumento da secreção e síntese de renina [9,10], como resultado do feedback negativo da supressão da síntese ou atividade da Ang II por estes agentes. Além disso, eles têm pouco efeito sobre os níveis basais de glicose e insulina, em animais magros [11,12].

A renina é a substância inicial e limitadora da taxa no SRA. O inibidor direto da renina (DRI) pode ter localmente algumas vantagens em termos de especificidade ao bloquear a geração de Ang I. Por isso, existe atualmente um interesse renovado nos DRIs. O aliscireno, o primeiro inibidor da renina a chegar ao mercado, reduz a pressão arterial elevada de forma eficaz, diminuindo a atividade da renina plasmática e/ou local [13]. Recentemente, evidências crescentes mostram que o aliscireno tem um efeito antiproteinúrico em pacientes com diabetes e também exerce efeitos renoprotectores, cardioprotectores, anti-ateroscleróticos e antioxidantes em modelos animais, independentemente da sua atividade de redução da pressão arterial [14-18].

Num estudo recente, verificou-se que o aliscireno é igualmente eficaz do que os IECA e os BRA no abrandamento da progressão da nefropatia diabética em ratinhos db/db. No entanto, a utilização de uma terapêutica combinada com aliscireno e IECA/BAR não foi recomendada [19].

Um estudo muito recente mostrou que o aliscireno tem um potencial efeito anti-fibrótico na fibrose pulmonar induzida pela bleomicina em ratos [20]. Outro estudo mostrou que o aliscireno protege os tecidos hepáticos dos ratos durante a toxicidade induzida pelo paracetamol, prevenindo o stress oxidativo e as alterações das citocinas [21].

Por conseguinte, no presente estudo, concebemos experiências para investigar os diferentes mecanismos de ação subjacentes à ação terapêutica do aliscireno na lesão renal induzida pela diabetes STZ tipo 1, utilizando ratos como modelo de trabalho e centrando-nos no seu efeito antidiabético através de estudos in vivo e in vitro. Além disso, comparando os seus efeitos com um medicamento antidiabético de referência como a gliclazida.

Capítulo 2

2. Materiais e métodos

2.1. Animais

As ratas Wistar fêmeas, com um peso de 180-200 g, foram obtidas no National Scientific Research Center (Giza, Egito). Os ratos foram alojados a uma temperatura controlada (25 ± 2C°) e com um ciclo de luz constante (12 h de luz/obscuridade) e tiveram livre acesso a uma dieta padrão para roedores e a água ad libitum. A investigação está em conformidade com o *Guia de Cuidados e Utilização de Animais de Laboratório* publicado pelos Institutos Nacionais de Saúde dos EUA (NIH Publication No. 85-23, revisto em 2011) e foi aprovada pelo Comité de Ética para a Experimentação Animal da Faculdade de Farmácia da Universidade do Cairo (Número de autorização: PT 1180).

2.2. Medicamentos e produtos químicos

A STZ, a Gliclazida e os produtos químicos utilizados no estudo foram adquiridos à Sigma-Aldrich Co (St. Louis, MO, EUA). O aliscireno foi fornecido em comprimidos de 150 mg pela Novartis Company. Para as experiências *in vivo*, a gliclazida foi suspensa em 2% de tween 80 e administrada numa dose de 10 mg/kg/dia I.P. durante 1 mês [22]. Para as experiências *in vitro*, preparou-se 1 mmol/l dissolvendo 0,16 g de gliclazida em 10 ml de solução salina utilizando um sonicador. Os comprimidos de aliscireno foram esmagados, dissolvidos em solução salina normal e filtrados. O aliscireno foi administrado numa dose de 50 mg/kg/d I.P. durante 1 mês [17] ou utilizado como 100 gmo/l para experiências *in vitro*.

2.3. Conceção experimental:

2.3.1. Experiências in vivo

Três semanas após a injeção de STZ, os ratos foram divididos em 4 grupos:

primeiro grupo de controlo normal, 2-4 grupos, ratos diabéticos com STZ. O segundo grupo serviu de grupo de controlo diabético e foi tratado com solução salina normal. O terceiro grupo foi tratado com gliclazida (10 mg/kg I.P.). O quarto grupo foi tratado com aliscireno (50 mg/kg I.P.). Os tratamentos medicamentosos foram efectuados durante um mês. No final da experiência, os animais foram submetidos a eutanásia 1 hora após a última dose do medicamento.

2.3.2. Experiências in vitro

As células в isoladas foram divididas em 4 grupos; controlo normal, 20 Щ gliclazida (40 gmol/L), 20 Lil aliskiren (100 gmol/L) ou uma combinação de 20 Щ gliclazida e 20 Щ aliskiren. Os fármacos foram incubados com ilhotas isoladas durante 1 h e, em seguida, 0,5 ml dos sobrenadantes foram separados e mantidos congelados para medição da concentração de insulina. Número de experiências pré-especificado como 6 por grupo antes do início da série experimental.

2.4. Métodos

2.4.1. Indução de nefropatia diabética experimental

Os ratos foram colocados em jejum durante 18 horas e a diabetes foi induzida por injeção intraperitoneal de 65 mg/kg de STZ [22]. A STZ deve ser preparada de fresco em tampão citrato 0,1 M imediatamente antes da injeção. Após a injeção de STZ, os ratos foram alimentados com uma solução de glucose a 5% durante 24 horas para evitar a hipoglicemia durante a fase hiper-insulinémica causada pela lise *das células-filhas*. A hiperglicemia foi testada através da medição da glicose utilizando sangue da cauda e um Glucometer de toque, LifeScan, Inc., Milpitas, CA 95035. Milpitas, CA 95035. Apenas os ratos com níveis de glucose superiores a 250 mg/dl foram selecionados e considerados como animais diabéticos, tendo sido deixados durante 3 semanas para indução da ND [23].

2.4.2. Isolamento dos ilhéus

As ilhotas de Langerhans foram isoladas de ratos normais através da técnica de digestão com colagenase, de acordo com o método mencionado anteriormente [24]. Foram isoladas de ratos normais sem jejum, uma vez que o jejum diminuiria a capacidade de resposta das ilhotas à estimulação da secreção de insulina *in vitro*. Os ratos foram pré-tratados com nitrato de pilocarpina (20mg/kg) I.P. 2-3 horas antes do isolamento das ilhotas. A pilocarpina esgota os zimogéneos dos tecidos pancreáticos exócrinos, minimizando assim a destruição da membrana dos ilhéus que poderia ocorrer durante a digestão do tecido pela colagenase.

2.4.3. Análises bioquímicas

1. Nível de glucose no soro:

O nível de glucose sérica em jejum foi determinado por colorimetria a 546 nm no final da experiência, imediatamente após a eutanásia dos animais, de acordo com o método de Trinder, 1969 [25], utilizando um kit de reagentes comercial, e foi expresso em mg/dl.

2. Imunoensaio de insulina

O nível de insulina sérica dos ratos em jejum e a concentração de insulina no sobrenadante das ilhotas isoladas foram determinados utilizando um kit ELISA comercial (Li KaShing Faculty of Medicine, The University of Hong Kong, AIS). A insulina foi expressa em ^IU/ml de soro e ^lU/hr/ilhota. As amostras de soro foram colhidas após a eutanásia dos animais e mantidas congeladas a -20 até à medição da insulina.

3. Testes de função renal:

O BUN, a creatinina sérica e a albumina foram determinados de acordo com os métodos descritos anteriormente [26, 27]. O BUN e a creatinina foram expressos em mg/dl, a albumina sérica foi expressa em g/dl.

4. Biomarcadores de stress oxidativo:

O teor de GSH nos rins foi determinado a 405 nm por espetrofotómetro, utilizando o reagente de Ellman, de acordo com o método descrito por Beutler et al. (1963) e foi expresso em (mg/g. rim) [28].

O MDA nos rins foi determinado a 534 nm com um espetrofotómetro, de acordo com o método de Satoh (1978), utilizando um kit de reagentes comerciais [29].

A atividade sérica da SOD foi determinada por colorimetria a 450 nm, de acordo com o método de autoxidação do pirogalol de Marklund e Marklund (1974), e foi expressa em U/ml [30].

5. Óxido nítrico (NO) sérico

O NO foi determinado por colorimetria a 450 nm utilizando o reagente de Griess após redução do nitrato a nitrito pelo tricloreto de vanádio e expresso no soro como gmol/gl [31].

6. Rim Fator de necrose tumoral alfa (TNF-a)

O nível de TNF-a foi avaliado utilizando o kit TNF-a ELISA para ratos (BD Biosciences, San Diego, EUA). O procedimento do kit utilizado foi efectuado de acordo com as instruções do fabricante e os resultados expressos em ng/mg de proteína [32].

7. Adiponectina sérica

A adiponectina foi medida no soro utilizando um kit ELISA comercial e expressa em iig/ml [33].

2.4.4. Medição dos parâmetros hemodinâmicos

A pressão sanguínea e a frequência cardíaca foram avaliadas pelo CODA™, um sistema de pressão sanguínea não invasivo computorizado (Kent Scientific, Torrington, CT, EUA). Este mede a pressão sanguínea da cauda através da pressão de volume.

Os ratos foram mantidos num aparelho de imobilização numa plataforma pré-aquecida com a cauda exposta. Uma braçadeira de oclusão e uma braçadeira de registo da pressão volumétrica foram colocadas junto à base da cauda. Foram registados os valores digitais da pressão arterial sistólica e diastólica e da frequência cardíaca. Foram efectuadas leituras durante 20 ciclos de cada rato, tendo sido excluídos o valor mais alto e o mais baixo (valor ímpar). As medições foram efectuadas no mesmo ambiente tranquilo e à mesma hora do dia para minimizar o stress, de acordo com Kurtz *et al.*, 2005 [34]. A frequência cardíaca foi expressa em batimentos por minuto (bpm) e a pressão arterial média foi expressa em mmHg.

2.4.5. Histopatologia

As secções de rim foram coradas com o reagente de ácido periódico de Schiff para avaliar a glomeruloesclerose e a fibrose tubulointersticial [35]. A caspase-3 e o TGF-0 foram determinados por imunohistoquímica, tal como descrito anteriormente [36]. Utilizando o anticorpo anti-Caspase-3 (ab52181);

policlonal de coelho não conjugado para Caspase-3 e anticorpo anti-TGF-02 (ab66045) policlonal de coelho não conjugado para TGF-02. A pessoa que avaliou as lâminas histológicas não tinha conhecimento da atribuição dos grupos.

2.4.6. Análise estatística

Todos os dados obtidos foram apresentados como média ± DP. Os resultados foram analisados usando o teste de análise de variância de uma via (One-way ANOVA) seguido pelo teste de comparação múltipla de Tukey-Kramer, usando o software SPSS, versão 16. Para todos os testes estatísticos, o nível de significância foi fixado em $p<0{,}05$ [37].

Capítulo 3

3. Resultados:

3.1. Glicose e insulina séricas

A STZ (65 mg/kg) provocou uma hiperglicemia acompanhada de uma diminuição significativa da concentração de insulina no soro. O tratamento com gliclazida (10 mg/kg) durante quatro semanas após a indução da diabetes resultou numa diminuição significativa da glucose sérica para 36,7% e num aumento significativo da concentração de insulina sérica para 256%, em comparação com o grupo de controlo diabético. No entanto, o tratamento com aliscireno diminuiu significativamente a glicose sérica para 30,8% e aumentou a insulina sérica para 640% em comparação com os ratos de controlo diabéticos (quadro 1).

3.2. Testes de função renal

A STZ resultou num aumento significativo do BUN, da creatinina sérica e numa diminuição significativa da albumina sérica. O tratamento com gliclazida resultou numa diminuição significativa do BUN para 79,2% e da creatinina sérica para 71,3%, mas não alterou a albumina sérica em comparação com os ratos de controlo diabéticos. O tratamento com aliscireno resultou numa diminuição significativa do BUN para 74,2%; da creatinina sérica para 38,3%; e num aumento significativo da albumina sérica para 125,7%, em comparação com os ratos de controlo diabéticos. No entanto, o aliscireno foi mais eficaz do que a gliclazida no alívio da lesão renal (quadro 2).

3.3. Biomarcadores de stress oxidativo

A indução da DN pela STZ resultou num estado de stress oxidativo, como demonstrado pela diminuição significativa de GSH nos rins; aumento significativo de MDA nos rins; diminuição significativa de SOD no soro e aumento significativo de

NO nos rins. O tratamento com gliclazida resultou num aumento significativo da GSH renal para 143,2%; da SOD sérica para 127,5%; e numa diminuição significativa do MDA renal para 78,8% e do NO renal para 73,5%, em comparação com os ratos de controlo diabéticos. O tratamento com aliscireno resultou num aumento significativo da GSH renal para 142,2%; da SOD sérica para 193%; e numa diminuição significativa do MDA renal para 73,8% e do NO renal para 73,2%, em comparação com os ratos de controlo diabéticos (quadro 3).

3.4. MAP e RH

A STZ resultou em hipertensão e taquicardia. O tratamento com gliclazida resultou numa diminuição significativa da PAM para 90,7% e da FC para 90%, em comparação com o grupo de controlo diabético. O tratamento com aliscireno resultou numa diminuição significativa da PAM para 79,4% e da FC para 86,2%, em comparação com o grupo de controlo diabético. No entanto, o aliscireno foi mais eficaz do que a gliclazida (tabela 4).

3.5. Adiponectina

A STZ resultou numa diminuição significativa da adiponectina sérica. Tanto a gliclazida como o aliscireno resultaram num aumento significativo da adiponectina sérica para 129% e 138% em comparação com o grupo de controlo diabético (tabela 4).

3.6. TNF-a

A STZ resultou num aumento significativo do TNF-a nos rins (2,27±0,06 vs. 1,62±0,04ng/ml). A gliclazida e o aliscireno resultaram numa diminuição significativa do TNF-a renal para 75,8% e 48,5% em comparação com o grupo de controlo diabético. No entanto, o aliscireno foi mais eficaz do que a gliclazida (tabela 4).

3.7. Estudo in-vitro

O valor médio da insulina segregada a partir de ilhéus isolados incubados em glucose 3 mM foi de 37,5 ± 1,2 (^lU/hr/ilhéu). A incubação de ilhéus durante 1 hora com 20 Lil de gliclazida (1 mmol/l) resultou num aumento significativo da secreção de insulina para 253% em comparação com o controlo normal. A incubação de ilhéus durante 1 hora com 20 Lil de aliscireno (100 nM) levou a um aumento significativo da secreção de insulina para 206% em comparação com o controlo normal. A combinação de aliscireno com gliclazida resultou num aumento significativo da secreção de insulina para 345%, em comparação com o controlo normal (figura 1).

3.8. Achados histopatológicos

A ND resultou em alterações degenerativas e necrose coagulativa (nefrose) detectadas no epitélio de revestimento destes túbulos individuais no córtex (Fig.2b) vs. controlo normal (Fig.2a). A gliclazida e o aliscireno melhoraram as alterações histopatológicas nos túbulos do córtex e das partes corticomedulares induzidas pela STZ (Fig. 2b, 2c).

A indução de DN por STZ resultou numa elevação grave da imunorreactividade da caspase-3 (Fig. 3b) em comparação com o controlo normal (Fig. 3a). A gliclazida resultou numa ligeira elevação da imunorreactividade da caspase-3 (Fig. 3c). O aliscireno resultou numa fraca expressão da imunorreactividade da caspase-3 (Fig. 3d).

A STZ (65 mg/kg) provocou uma elevação significativa da imunorreactividade do TGF-ß (Fig. 4b) em comparação com o grupo de controlo normal (Fig. 4a). Esta elevação foi suprimida pela administração concomitante de gliclazida (Fig. 4c) ou aliscireno (Fig. 4d).

Capítulo 4

4. Discussão:

A nefropatia diabética (ND) é uma das principais complicações microvasculares da diabetes mellitus de tipo 1 e 2. É considerada a principal causa de doença renal terminal a nível mundial, que provoca a morte prematura dos doentes diabéticos. Verifica-se que entre 20 a 40% de todos os doentes diabéticos são susceptíveis de desenvolver insuficiência renal [38], pelo que são necessárias terapias mais eficazes.

No presente estudo, a nefropatia resultou da diabetes de tipo 1 induzida em ratos albinos fêmeas adultos por uma única injeção I.P. de STZ, 65mg/kg. A nefropatia foi observada em ratos 4 semanas após a administração de STZ, conforme avaliado em termos de aumento significativo de BUN, creatinina sérica, albuminúria. Além disso, observou-se hipertensão, taquicardia, perturbação do equilíbrio oxidante/antioxidante através do aumento do conteúdo renal de MDA, NO. Observou-se também redução da GSH renal, da SOD sérica, aumento de mediadores inflamatórios como TNF-a, TGF-0 e aumento da caspase-3. Para além disso, foram detectadas alterações degenerativas e necrose coagulativa (nefrose) no epitélio de revestimento de alguns túbulos individuais no córtex.

Estes resultados podem ser devidos a alterações hemodinâmicas causadas pela STZ e hiperglicemia. Além disso, alterações na composição da membrana basal glomerular, espécies reactivas de oxigénio (ROS), glicação de proteínas e alteração da biologia dos podócitos, como explicado por Pilmore, 2010 [39].

Vários factores podem estar envolvidos na patogénese da ND. Acredita-se que a hiperglicemia induz um defeito na cadeia de transporte de electrões mitocondrial, resultando numa maior produção de ROS e num aumento do stress oxidativo. Este é um mediador comum dos efeitos fisiopatológicos da hiperglicemia e da subsequente ND [40]. O aumento do stress oxidativo ativa a glicação e a formação de produtos finais de glicação avançada, citocinas e factores de crescimento. Um maior influxo de glicose através da via da hexosamina leva a uma maior formação do TGF-fi observado. *O* TGF-fi desempenha um papel importante no desenvolvimento da glomeruloesclerose e da fibrose tubulointersticial, estimulando a proteína da matriz extracelular, o colagénio dos tipos I, III e IV e a fibronectina [41].

A administração de gliclazida (10 mg/kg, I.P) normalizou a hiperglicemia e aumentou a concentração de insulina sérica em comparação com os ratos de controlo diabéticos. Estes efeitos foram enfatizados pelas medições in vitro da secreção de insulina de células beta isoladas de ratos normais. A gliclazida também aumentou o nível sérico de adiponectina.

O efeito hipoglicemiante da gliclazida é através da ação pancreática, estimulando a secreção endógena de insulina em resposta a secretagogos fisiológicos [42]. Além disso, a ação extrapancreática através do aumento da utilização da glicose nos músculos e tecidos adiposos [43]. Estes efeitos estão relacionados com a sua capacidade de restaurar a translocação do transportador de glucose 4 estimulado pela insulina nos tecidos periféricos [44]. Além disso, a gliclazida diminuiu o BUN e a creatinina sérica em comparação com os ratos de controlo diabéticos. Estas acções podem ser a causa da normalização observada da PA e da FC. A melhoria da PA e da FC com a gliclazida foi observada num estudo anterior de (**Pagano *et al.* 1998) [45]** que referiu que o tratamento com gliclazida melhora o relaxamento induzido pela ACh em segmentos aórticos isolados de coelhos diabéticos induzidos por aloxana. Além disso, a melhoria da função endotelial foi registada em ratos diabéticos induzidos por STZ que receberam gliclazida **[46]**.

A gliclazida resultou num aumento significativo da GSH renal, da SOD sérica e numa diminuição do MDA renal e do NO. Este resultado também foi consistente com a ideia de que a gliclazida melhora a disfunção endotelial diabética através de um mecanismo antioxidante [47, 48]. Outro estudo também relatou que a gliclazida tem propriedades antioxidantes in vitro, talvez revertendo a disfunção endotelial causada pela oxihemoglobina glicosilada em microvasos mesentéricos humanos [49]. A gliclazida resultou numa diminuição significativa do **TNF-a**, TGF-0 e caspase-3 nos rins, em comparação com os ratos de controlo diabéticos. As alterações histopatológicas e ultra-estruturais induzidas pela STZ foram revertidas pelo tratamento com gliclazida, o que apoia os seus efeitos renoprotectores, e estes resultados são compatíveis com estudos anteriores [46, 48].

O tratamento com aliscireno (50 mg/kg, I.P) durante um mês após a indução de DN por STZ resultou em: normalização da hiperglicemia e aumento da concentração de insulina sérica em comparação com ratos de controlo diabéticos. Este efeito foi apoiado pelo estudo *in-vitro* em que o aliscireno estimulou a secreção de insulina a partir de células beta de ratos normais; no entanto, o aliscireno foi mais eficaz do que a gliclazida. Para além disso, o aliscireno sinergizou a secreção de insulina induzida pela gliclazida neste estudo *in vitro*. Além disso, o aliscireno resultou em: aumento significativo da adiponectina sérica em comparação com os ratos de controlo diabéticos, o que foi associado a uma maior sensibilidade à insulina.

O efeito de redução da glucose observado com o aliscireno no presente estudo é novo e pode dever-se à sua capacidade de estimular a secreção de insulina ou de diminuir a resistência à insulina através da diminuição da adiponectina sérica ou de aumentar a sensibilidade à insulina através dos seus efeitos antioxidantes e anti-inflamatórios.

O efeito antidiabético do aliscireno comprova o observado no estudo de Gandhi *et al.,* 2013, que concluiu que os ratos diabéticos registaram uma diminuição de aproximadamente 81% no teor de insulina pancreática no plasma/soro. No entanto, o tratamento com aliscireno reduziu significativamente a glucose no sangue e aumentou o peso corporal total em comparação com os ratos diabéticos. Explicaram o efeito de melhoria da sensibilidade à insulina do aliscireno através da melhoria dos níveis de expressão dos glucotransportadores no fígado e no músculo [50]. Este efeito foi explicado pelo estudo que demonstrou que a inibição da renina atenua a resistência à insulina e melhora a sensibilidade sistémica à insulina em ratos transgénicos Ren2 que sobre-expressam a renina [51]. Assim, foi sugerida uma possível ligação entre a ativação da renina e a resistência à insulina.

Outro estudo de Kang *et al.*, 2010, encontrou uma melhoria na resistência à insulina e na anormalidade lipídica, bem como um efeito anti-fibrótico direto no órgão alvo em ratos db/db através do tratamento com aliscireno. Explicaram este efeito pela diminuição significativa dos níveis plasmáticos do índice de avaliação do modelo de homeostasia, das anomalias lipídicas e da sensibilidade à insulina confirmada pelo teste de tolerância à insulina com o tratamento com aliscireno [52].

Os efeitos renoprotectores do aliscireno manifestaram-se pela sua capacidade de normalizar o BUN, a creatinina sérica e a albumina sérica em comparação com os ratos de controlo diabéticos. Além disso, normalizou a PA e a FC. O aliscireno também apresentou efeitos antioxidantes que se manifestaram por uma diminuição significativa do MDA renal, do NO e um aumento da GSH e da SOD. Neste estudo, o efeito anti-inflamatório do aliscireno foi manifestado por uma diminuição significativa do TNF a e do TGF-в nos rins, em comparação com os ratos de controlo diabéticos, e o efeito anti-apoptótico foi observado pela redução da caspase-3. As alterações histopatológicas e ultra-estruturais induzidas pela STZ foram revertidas pelo tratamento com aliscireno.

O efeito renoprotector do aliscireno foi sugerido anteriormente por Hamed et al., 2013 [53] que descobriram que o tratamento com aliscireno (150 mg/dia) em

Os doentes hipertensos reduziram significativamente a taxa de excreção urinária de albumina após 6 e 9 meses de tratamento. O mecanismo destas acções é a inibição do passo limitador da taxa no SRA (conversão do angiotensinogénio em Ang I através da renina) pelo aliscireno, que conduz a um potente efeito renoprotector através do bloqueio da Ang II [54, 55]. Isto também leva à preservação da arquitetura dos podócitos, da função mitocondrial e da integridade epitelial [56].

Resultados semelhantes foram obtidos por Dong et al., 2010, que descobriram que o aliscireno protegeu contra a ND e reforçou os efeitos protectores do valsartan contra a ND, diminuindo a albuminúria e a expansão da matriz mesangial glomerular em ratinhos db/db. Isto está associado a um aumento das expressões glomerulares de TGF-0 e colagénio tipo IV, e à infiltração de macrófagos. Além disso, diminuiu a expressão da nefrina glomerular dos ratinhos db/db. Explicaram que os efeitos protectores do aliscireno foram atribuídos à atenuação do superóxido induzido pela nicotinamida adenina dinucleótido fosfato oxidase $p22^{phox}$ - relacionada [57].

O aliscireno mostrou também efeitos protectores contra a nefrotoxicidade induzida pelo tacrolimus em ratos através de um mecanismo antioxidante [58]. As alterações histopatológicas e ultra-estruturais induzidas pela STZ foram revertidas pelo tratamento com aliscireno. O aliscireno atenuou a glumerosclerose e a fibrose tubulointersticial, que são consideradas outro importante fator de previsão da disfunção renal [59].

Da mesma forma, a diminuição da pressão arterial após o tratamento com aliscireno também oferece atividade renoprotectora. Esta ação é simplesmente explicada através da inibição da renina e do SRAA pelo aliscireno [60]. Esch et al., 2010 também relataram que o aliscireno melhora a função endotelial coronária e diminui a hipertrofia cardíaca em ratos espontaneamente hipertensos, o que foi confirmado no presente estudo pela normalização da FC em ratos diabéticos [61]. Outra possível explicação são as propriedades antioxidantes do aliscireno, como visto neste estudo e relatado anteriormente [62].

Além disso, o aliscireno reduziu o óxido nítrico, o que sugere um aumento da expressão renal do componente p47phox da NAD (P) H oxidase e da eNOS. Estes diminuem os índices de stress oxidativo/nitrosativo sistémico e renal, levando à renoprotecção [63].

A atividade anti-inflamatória observada no presente estudo confirma o que foi obtido anteriormente [50], onde o aliscireno reduziu significativamente o TGF-ß1, o que é ainda apoiado pela redução significativa da glomeruloesclerose. O efeito anti-inflamatório pode ser devido à inibição da ligação da renina e da prorenina ao recetor da prorenina. Este estimula mediadores inflamatórios como o TGF-ß, a fibronectina e o colagénio através das vias da quinase 1 e 2 reguladas pelo sinal extracelular, independentes da angiotensina [64].

Além disso, o efeito anti-apoptótico observado do aliscireno está relacionado com a sua atividade antioxidante. Porque o stress oxidativo perturba o equilíbrio proapoptótico-antiapoptótico e ativa a apoptose dependente da mitocôndria através da caspase-3 [65].

Assim, o aliscireno (inibidor da renina) tem um efeito protetor no rim contra a ND, tal como outros IECA e BRA, através da inibição do SRA, do stress oxidativo e do aumento da atividade anti-apoptose. Além disso, tem um efeito antidiabético diferente e potente, demonstrado pela capacidade de diminuir a glucose sérica, estimular a secreção de insulina a partir de células ß isoladas e aumentar a sensibilidade à insulina. No entanto, o aliscireno foi mais eficaz do que a gliclazida no tratamento da ND, tal como observado no presente estudo, devido aos seus efeitos antioxidantes, anti-inflamatórios, anti-apoptóticos e renoprotectores mais potentes.

Conclusão

Este estudo fornece uma prova adicional dos efeitos benéficos do tratamento com aliscireno na ND induzida por STZ em ratos. O efeito curativo do aliscireno pode ser atribuído aos seus efeitos antidiabéticos, renoprotectores, antioxidantes, anti-inflamatórios e anti-apoptóticos. Além disso, são necessários estudos clínicos para estabelecer a eficácia do tratamento com aliscireno em doentes que sofrem de hipertensão e diabetes.

Financiamento:

Este estudo não foi objeto de qualquer financiamento.

Dualidade de interesses:

Os autores declaram que não existe qualquer dualidade de interesses associada à sua contribuição para este manuscrito.

Declaração de contribuição:

HA e AM conceberam e projectaram o estudo e realizaram a revisão sistemática. AM efectuou a análise estatística e redigiu o artigo. AM e LA contribuíram para a interpretação dos resultados e reviram o artigo. NH, AS e HA estão envolvidos na revisão crítica do artigo. Todos os autores editaram e aprovaram a versão final do manuscrito a ser publicado. AM teve acesso total aos dados do estudo e teve a responsabilidade final pela decisão de o submeter a publicação.

Referências

De Boer IH, Rue TC, Hall YN, et al. (2011). Tendências temporais na prevalência da doença renal diabética nos Estados Unidos. JAMA. 305(24):2532-9.

Shlipak M. (2011). Nefropatia diabética: prevenção da progressão. British medical journal, Clinical Evidence handbook, Volume 83, Número 6.

Coca S.G., Ismail-Beigi F., Hag N., Krumholz H.M. e Parikh C.R. (2012). Papel do controlo intensivo da glicose no desenvolvimento de pontos finais renais na diabetes mellitus tipo 2 revisão sistemática e meta-análise. Arch. Intern. Med., 172. (10).

Fowler M.J. (2008). Micro vascular and Macro Complications of Diabetes Clinical Diabetes. Revistas de Diabetes. Orgvol., 26: 277-82.

Lewis EJ, Hunsicker LG, Bain RP, Rohde RD. (1993). O efeito da inibição da enzima de conversão da angiotensina na nefropatia diabética. The Collaborative Study Group. N Engl J Med; 329: 1456-1462.

Morgan T, Anderson A, Bertram D, MacInnis RJ. (2004). Efeito do candesartan e do lisinopril isoladamente e em combinação na pressão arterial e na microalbuminúria. J Renin Angiotensin Aldosterone Syst; 5: 64-71.

Forclaz A, Maillard M, Nussberger J, Brunner HR, Burnier M. (2003). Angiotensin II recetor blockade: is there really a benefit of adding an ACE inhibitor? Hypertension; 41: 31-36.

Doulton TW. (2006). Combinações de inibidores da ECA e bloqueadores dos receptores da angiotensina: uma perspetiva clínica. Mini Rev Med Chem; 6: 491-497.

Azizi M, Bissery A, Lamarre-Cliche M, Menard J (2004). Integração da farmacocinética de medicamentos para a fenotipagem da resposta individual da renina ao bloqueio da angiotensina II em seres humanos. Hypertension; 43: 785-790.

Kramer BK, Ritthaler T, Schweda F, Ittner KP, Scholz H, Riegger GA e Kurtz A (1998). Effects of the angiotensin II type-1 recetor antagonist

ZD7155 on angiotensin II-mediated regulation of renin secretion and renal renin gene expression, renal vasoconstriction, and blood pressure in rats. J Cardiovasc Pharmacol; 31: 700-705.

Akbar D.H., Hagras M.M., Amin H.A. e Khor-Shid O.A. (2012). Comparação entre o efeito da glibencla-mida e do captopril na nefropatia diabética induzida experimentalmente em ratos Journal of the Renin-Angiotensin-Aldosterone System, 14 (2): 103-15.

Michel, M.C., Brunner, H.R., Foster, C., e Huo, Y. (2016). Antagonistas do recetor tipo 1 da angiotensina II em modelos animais de doença vascular, cardíaca, metabólica e renal. Farmacologia e Terapêutica no prelo.

Jensen C, Herold P, Brunner HR (2008). Aliskiren: o primeiro inibidor da renina para tratamento clínico. Nat Rev Drug Discov; 7: 399-410.

Komers R (2013). Inibição da renina no tratamento da doença renal diabética. Clin Sci (Lond); 124: 553-566.

Pilz B, Shagdarsuren E, Wellner M, Fiebeler A, Dechend R, et al. (2005). Aliskiren, um inibidor da renina humana, melhora os danos cardíacos e renais em ratos duplamente transgénicos. Hypertension; 46: 569576.

Lu H, Rateri DL, Feldman DL, Jr RJ, Fukamizu A, et al. (2008). A inibição da renina reduz a aterosclerose induzida pela hipercolesterolemia em ratinhos. J Clin Invest; 118: 984-993.

Walmor C De Mello (2015). A espironolactona melhora a

Efeito benéfico do aliscireno na remodelação estrutural e eléctrica cardíaca em ratos TGR (mRen2)27. Journal of the ReninAngiotensin- Aldosterone System, Vol. 16(3) 488-494.

Kamal SM (2013) Aliskiren protege contra a hipercolesterolemia e o stress oxidativo em aorta isolada em ratos alimentados com colesterol. J Nanomed Nanotechol S5:007.

Guangyu Zhou, Xia Liu, Alfred K. Cheung, Yufeng Huang (2015). Eficácia do aliscireno, em comparação com o bloqueio da angiotensina II, em retardar a progressão da nefropatia diabética em ratos db / db: a terapia combinada deve ser um foco? Am J Transl Res. 7(5):825-840.

Abuelezz, S.A., Hendawy, N. & Osman, W.M. (2016). Aliskiren atenua a fibrose pulmonar induzida por bleomicina em ratos: foco no estresse oxidativo, produtos finais de glicação avançada e metaloproteinase-9 da matriz. Naunyn-Schmiedeberg's Arch Pharmacol 389: 897. doi:10.1007/s00210-016-1253-3

Karcioglu SS, Palabiyik SS, Bayir Y, Karakus E, Mercantepe T, Halici Z, Albayrak A (2016). O papel da inibição do RAAS por Aliskiren no modelo de hepatotoxicidade induzida por paracetamol em ratos. J Cell Biochem. 117(3):638-46.

Pushparaj PN, Low HK, Manikandan J, et al. (2007). Efeitos antidiabéticos de Cichoriumintybus em ratos diabéticos induzidos por estreptozotocina. J Ethnopharmacol 111(2):430-4.

Anita Barzegar - Fallah, Houman Alimoradi, Firouzeh Asadi, et al., (2015). Tropisetron melhora a nefropatia diabética precoce em ratos diabéticos induzidos por estreptozotocina. Farmacologia e Fisiologia Clínica e Experimental. 42 (4): 361 -368 .

Lacy PE, Kostianovsky M. (1967). Method for the isolation of intact islets of Langerhans from the rat pancreas. Diabetes 16: 3539.

Trinder P. (1969). Determinação da glicose no sangue utilizando um sistema oxidase-peroxidase com um cromogénio não cancerígeno. J ClinPathol. 22(2):158-161.

Kaplan A. Ureia. In (1984). Kaplan LA, Pesce AJ: Clinicalchemistry: theory, analysis and correlation. St. Louis, Miss: Mosby.437 (418): 1257-60.

Murray RL. (1984). Creatinine In: Clinical Chemistry; Theory, Analysis and Correlation, Kaplan, L.A. e A.J. Pesce (Eds.). CV Mosby Co., St. Louis: 1247- 1253.

Beutler, E., O. Duron e B.M. Kelly (1963). Método melhorado para a determinação do glutatião no sangue. J. Lab. Clin. Med. (61): 882-888.

Satoh K. (1978). Peróxido de lípido sérico em doenças cerebrovasculares determinado por um novo método colorimétrico.ClinChimActa. 90(1):37-

43.

Marklund S., Marklund G. (1974). Envolvimento do radical anião superóxido na autoxidação do pirogalol e um ensaio conveniente para a superóxido dismutase. European Journal of Biochemistry47: 469-474.

Miranda KM, Espey MG, Wink DA. (2001). Um método espetrofotométrico rápido e simples para a deteção simultânea de nitrato e nitrito. Nitric Oxide5: 62-71.

Petrovas C1, Daskas SM, Lianidou ES. (1999). Determinação do fator de necrose tumoral alfa (TNF-alfa) no soro por um imunoensaio de luminescência de lantanídeos amplificado por enzima altamente sensível. ClinBiochem. 32(4):241-7.

Mehany HA, Abo-youssef AM, Ahmed LA, et al. (2013). Efeito protetor da vitamina E e atorvastatina contra a nefrotoxicidade induzida por dicromato de potássio em ratos. Beni-SuefUniversity Journal of Basic and Applied Sciences2: 96-102.

Kurtz TW, Griffin KA, Bidani AK, et al. (2005). Recomendações para a medição da tensão arterial em seres humanos e em animais experimentais. Parte 2: Medição da tensão arterial em animais de laboratório: uma declaração para profissionais do subcomité de educação profissional e pública do conselho da American Heart Association sobre investigação da tensão arterial elevada. Hypertension45: 299-310.

Banchroft, J.D.; Stevens , A. And Turner, D.R. (1996).Teoria e prática de técnicas histológicas. Quarta Ed. Churchil Livingstone, Nova Iorque, Londres, São Francisco, Tóquio.

El Nahas AM. (1992). Factores de crescimento e esclerose glomerular. Kidney Int,41, 36:15-S20.

Sendecor GW e Cochran WG (1980). Statistical methods. 7ª ed. Ames: Lowa State University.

Sheela N., Josem M.A., Sathyamurthy D. e Kumar B.N. (2013). Efeito da silimarina na nefropatia diabética tipo 2 induzida por estreptozotocina-nicotinamida em ratos. IJKD, 7 (2): 117-23.

Pilmore H.L.: Metformina (2010). Potenciais benefícios e utilização na doença renal crónica. Nephrology, 15: 412-8.

ZiyadehF.N. (2004). Mediadores da doença renal diabética: The case for TGF beta as the major mediator. J. Am. Soc. Nehrol, 15: 5557, Nephropahty 2.

Kiran G., Nandini C.D., Ramesh H.P. e Sali-math P.V. (2012). Progressão da nefropatia diabética de fase inicial em ratos diabéticos induzidos por estreptozotocina: Avaliação de vários parâmetros relacionados com os rins. Revista indiana de biologia experimental, 50(2):133-40.

Kilari Eswar Kumar, Rohini Koratana, Swathi Putta (2015). Efeito do extrato aquoso de pericarpo de Litchi chinensis nas actividades hipoglicémica e anti-hiperglicémica em ratos diabéticos normais e induzidos por estreptozotocina. Avaliações farmacêuticas e biológicas (1): 29-35.

Al-Salami H, Butt G, Fawcett JP, Tucker IG, Golocorbin-Kon S, Mikov M. (2008). O tratamento com probióticos reduz os níveis de glicose no sangue e aumenta a absorção sistémica de gliclazida em ratos diabéticos. European Journal of Drug Metabolism and Pharmacokinetics, 33, 101-106.

Shimoyama T, Yamaguchi S, Takahashi K, et al., (2006). A gliclazida protege os adipócitos 3T3L1 contra a resistência à insulina induzida pelo peróxido de hidrogénio com a restauração da translocação do GLUT4. Metabolism: Clinical and Experimental, 55, 722730.

Pagano PJ, Griswold MC, Ravel D, Cohen RA (1998). Ação vascular do agente hipoglicemiante gliclazida em coelhos diabéticos. Diabetologia (41): 9-15.

Vallejo S, Angulo J, Peiro C, et al. (2000). Prevenção da disfunção endotelial em ratos diabéticos induzidos por estreptozotocina através do tratamento com gliclazida. J Diabetes Complications (14): 224-233.

Sena C. M., Louro T., Matafome P., et al. (2009). Efeitos Antioxidantes e Vasculares da Gliclazida em Ratos Diabéticos Tipo 2 Alimentados com Dieta Rica em Gordura. Physiol. Res.,(58): 203-209.

Desfaits AC, Serri O, Renier G. (1997). A gliclazida diminui a oxidação da lipoproteína de baixa densidade (LDL) mediada por células e reduz a adesão de monócitos às células endoteliais induzida por LDL modificada oxidativamente. Metabolismo (46): 1150-1156.

O'brienRC., Luo M. (1997). The effects of gliclazide and other sulfonylureas on low-density lipoprotein oxidation in vitro. Metabolismo (46): 22-25.

Gandhi S., BP Srinivasan, Atul Sureshrao Akarte (2013). Aliskiren melhora a resistência à insulina e melhora as complicações vasculares renais diabéticas em ratos diabéticos induzidos por STZ. Jornal do Sistema Renina- Angiotensina-Aldosterona 14(1): 3-13.

Habibi J, Whaley-Connell A, Hayden MR, et al. (2008). A inibição da renina atenua a resistência à insulina, o stress oxidativo e a remodelação pancreática no rato transgénico Ren2. Endocrinol. (149): 5643-5653.

Kang Y S, Mi H L, Hye K S, Young Y H, Jin J C (2010). Aliskiren melhora a resistência à insulina e melhora as complicações vasculares diabéticas em ratinhos db/db. Nephrol Dial Transplant. 1 de 11.

Hamed T. Amin, Mohammed M. Taha, Luay M. Nasser (2013). Efeito renoprotetor da monoterapia com aliscireno e da combinação aliscireno_pentoxifilina em pacientes hipertensos-diabéticos tipo 2 com nefropatia diabética. Boletim da Faculdade de Farmácia da Universidade do Cairo (51): 221-227.

Schernthaner G. (2008). Inibição dupla com losartan e aliskiren: uma opção terapêutica promissora para a nefropatia diabética tipo 2. Nat ClinPractNephrol (4):656-7.

Rashikh A, Pillai KK, Ahmad SJ, et al. (2013). Aliskiren alivia a nefrotoxicidade induzida pela doxorrubicina inibindo o stress oxidativo e a lesão dos podócitos. J Renin Angiotensin Aldosterone Syst (14): 14-22.

Huby AC, Rastaldi MP, Caron K, et al. (2009). Restauração da estrutura dos podócitos e melhoria da doença renal crónica em ratinhos transgénicos que superexpressam a renina. PLoS One (4): 1-9.

Dong, Y.F., Liu, L., Lai, Z.F., Yamamoto, E., Kataoka, K. et al. (2010). Aliskiren aumenta os efeitos protetores do valsartan contra a nefropatia diabética tipo 2 em ratos. Journal of Hypertension 28, 1554-1565.

Al-Harbi O Naif , Faisal Imam, Mohammed M Al-Harbi, Muzaffar Iqbal, Ahmed Nadeem (2014). O tratamento com aliscireno melhora a nefrotoxicidade induzida por tacrolimus em ratos. Jornal do Sistema Renina-Angiotensina-Aldosterona; 1-8.

Kelly DJ, Zhang Y, Moe G, et al. (2007). Aliskiren, um novo inibidor da renina, é renoprotector num modelo de nefropatia diabética avançada em ratos. Diabetologia; (50): 2398-2404.

Feldman David L., Liang Jin, Hong Xuan, Aurelie Contrepas, Yinong Zhou (2008). Efeitos do Aliskiren na Pressão Arterial, Albuminúria e Expressão do Recetor (Pro)Renina em Ratos Diabéticos TG(mRen-2)27. Hipertensão. Hypertensionaha; 107.108845.

Esch van JH1, Moltzer E, van Veghel R, et al. (2010). Efeitos cardíacos benéficos do inibidor da renina aliskiren em ratos espontaneamente hipertensos 28 (10): 2145-55.

Lee KC, Chan CC, Yang YY, et al. (2013). Aliskiren atenua a esteatohepatite e aumenta a renovação da gordura hepática em ratos alimentados com uma dieta deficiente em metionina e colina. PLoS One (8): 1 -11.

Sonta, Inoguchi T, Matsumoto S, et al. (2005). Imagiologia in vivo do stress oxidativo no rim de ratinhos diabéticos e sua normalização pelo bloqueador do recetor de angiotensina II tipo 1. BiochemBiophys Res Commun (330): 415-422.

Abassi Z, Winaver J, Feuerstein G. (2009). A farmacologia bioquímica dos inibidores da renina: implicações para a medicina translacional na hipertensão, nefropatia diabética e insuficiência cardíaca: expectativas e realidade. BiochemPharmacol. (78):933 -40.

Pal PB, Sinha K, Sil PC. (2014). A mangiferina atenua a nefropatia diabética inibindo a cascata de sinalização mediada pelo estresse oxidativo, as vias apoptóticas relacionadas ao TNFa e dependentes da mitocôndria em ratos diabéticos induzidos por estreptozotocina. PLoS ONE 9(9): e107220.

Figura (1): Efeito da gliclazida e do aliscireno, cada um em 20 gl, na secreção de insulina de ilhotas pancreáticas isoladas de ratos fêmeas normais.

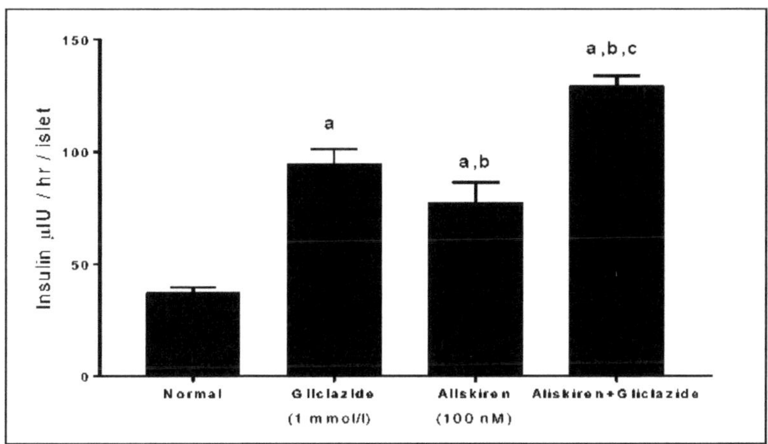

Os valores são as médias ± DP. de oito animais em cada grupo. A análise estatística foi efectuada utilizando a ANOVA de uma via seguida do teste post-hoc de Tukey.

[a] $p < 0,05$ vs. grupo normal,[b] $p < 0,05$ vs. grupo diabético,[c] $p < 0,05$ vs. grupo tratado com gliclazida.

Figura (2): Fotomicrografias de secções de rins de ratos tratados com gliclazida e aliscireno durante um mês na nefrotoxicidade induzida por STZ (coloração H&E) (x 200).

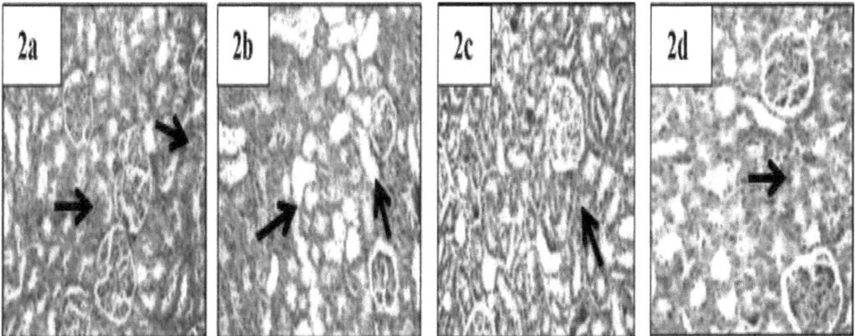

Fig. 2a: Rim de rato no grupo de controlo normal: mostrando estruturas histológicas

normais dos glomérulos e túbulos do córtex. **Fig.2b: Rim de rato no grupo de controlo diabético:** mostrando degeneração e necrose coagulativa nas células epiteliais de revestimento de alguns túbulos individuais no córtex. **Fig.2c: Rim de rato no grupo tratado com gliclazida:** mostrando uma estrutura histológica normal. **Fig.2d: Rim de rato no grupo tratado com aliscireno:** mostrando estrutura histopatológica normal com menos degeneração e necrose nas células epiteliais de revestimento em alguns túbulos do córtex.

Figura (3): Efeito de um mês de tratamento com gliclazida e aliscireno na coloração imunohistoquímica da caspase 3 dos tecidos renais de ratos na nefropatia diabética induzida por STZ em ratos fêmeas (x 200).

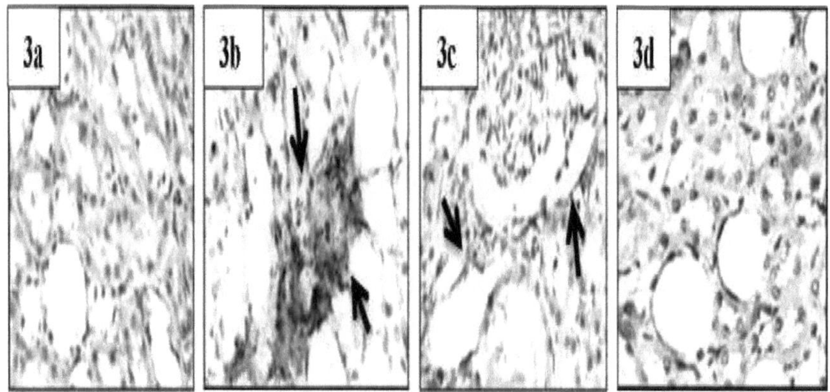

Fig. 3a: Rim de rato do grupo de controlo normal que apresenta uma imunorreação negativa com a caspase 3. **Fig. 3b: Rim de rato do grupo de controlo diabético** que apresenta uma imunorreação positiva com a caspase 3. **Fig. 3c: Rim de rato no grupo tratado com gliclazida** mostrando imunorreação positiva com caspase 3. **Fig. 3d: Rim de rato no grupo tratado com aliscireno** mostrando imunorreação positiva com caspase 3.

Figura (4): Efeito de um mês de tratamento com gliclazida e aliscireno, na coloração imunohistoquímica do fator de crescimento transformador-p (TGF-p) dos tecidos renais de ratos na nefropatia diabética induzida por STZ em ratos fêmeas. (x 200)

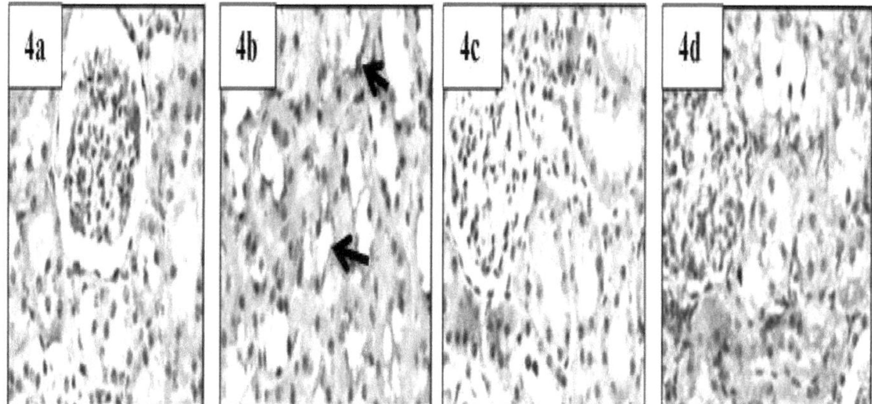

Fig. 4a: Rim de rato do grupo de controlo normal que apresenta uma imunorreação negativa com TGF-p. **Fig. 4b: Rim de rato do grupo de controlo diabético** que apresenta uma imunorreação positiva com TGF-p. **Fig. 4c: Rim de rato do grupo tratado com gliclazida** apresentando imunorreação negativa com TGF-0. **Fig. 4d: Rim de rato do grupo tratado com aliscireno** apresentando imunorreação negativa com TGF-p.

Tabela (1): Efeito de um mês de tratamento com gliclazida e aliscireno na glucose e insulina séricas na nefropatia diabética induzida por STZ em ratos fêmeas.

Parâmetros Tratamentos	Glicose sérica (mg/dl)	Insulina sérica (iilU/ml)
Controlo normal	120±1.4	61.17±1.9
Controlo da diabetes	400±5.4[a]	23.5±1[a]

Gliclazida (10 mg/kg)	146.7±12[a,b]	60.33±1.8[b]
Aliskiren (50 mg/kg)	123.3±4.3 [b,c]	150.33±2[a,b,c]

Tabela (2): Efeito de um mês de tratamento com gliclazida e aliscireno nos testes de função renal na nefropatia diabética induzida por STZ em ratos fêmeas.

Parâmetros Tratamentos	BUN (mg/dl)	Creatinina sérica (mg/dl)	Albumina sérica (g/dl)
Controlo normal	25.9±0.32	0.59±0.08	4.7±0.26
Controlo da diabetes	33.7±0.62[a]	0.94±0.14[a]	3.5±0.08[a]
Gliclazida (10 mg/kg)	26.7±0.84 [b]	0.67±0.16 [b]	3.3±0.19[a]
Aliskiren (50 mg/kg)	25±0.68 [b,c]	0.36±0.01[a,b,c]	4.4±0.44 [b,c]

Tabela (3): Efeito de um mês de tratamento com gliclazida e aliscireno nos biomarcadores de stress oxidativo na nefropatia diabética induzida por STZ em ratos fêmeas.

Parâmetros Tratamentos	GSH renal (mg/g.rim)	MDA renal (nmol/g.rim)	SOD sérica (U/ml)	NO do rim (^mol/^l)
Controlo normal	28.3±1.9	26.7±0.87	87.13±2.3	25.8±1.2
Controlo da diabetes	19.9±1.2[a]	38.6±1.6[a]	50.33±2.1 a	38.5±1.9[a]
Gliclazida (10 mg/kg)	28.5±1.5 [b]	30.4±1.5[a,b]	64,17±1,4 a,b	28.3±1.5[a,b]
Aliskiren (50 mg/kg)	28.3±1.7 [b]	28.5±1.3[a,b,c]	97,15±1,8 a,b,c	28.2±1.4 [a,b]

Tabela (4): Efeito de um mês de tratamento com gliclazida e aliscireno na PAM, FC, adiponectina sérica e TNF-a renal na nefropatia diabética induzida por STZ em ratos fêmeas.

Parâmetros Tratamentos	PAM (mmHg)	Frequência cardíaca (bpm)	Adiponectina sérica (ig ml)	TNF-a do rim (ng/ml)

Controlo normal	141.7±1.57	345±7.1	3±0.17	1.62±0.1
Controlo da diabetes	163.5±4.3 a	400±1.9[a]	2.27±0.15[a]	2.27±0.1a
Gliclazida (10 mg/kg)	148.3±2.2 [b]	360±1.5[a,b]	2.93±0.25[b]	1.72±0.14[b]
Aliskiren (50 mg/kg)	129.9±2.3[a,b,c]	345±2.6[b,c]	3.13±0.21[b]	1.1±0.23a[,b,c]

Os valores são as médias ± S.D. de oito animais em cada grupo.[a] $p < 0,05$ vs. grupo normal;[b] $p < 0,05$ vs. grupo diabético;[c] $p < 0,05$ vs. grupo tratado com gliclazida.

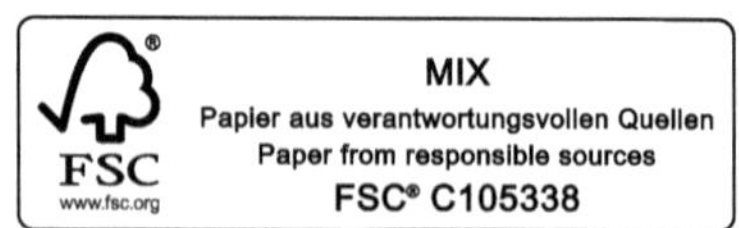

Printed by Books on Demand GmbH, Norderstedt / Germany